DE L'OZÈNE VRAI

DE

L'OZÈNE VRAI

PAR

Alfred MARTIN,

Docteur en médecine de la Faculté de Paris.

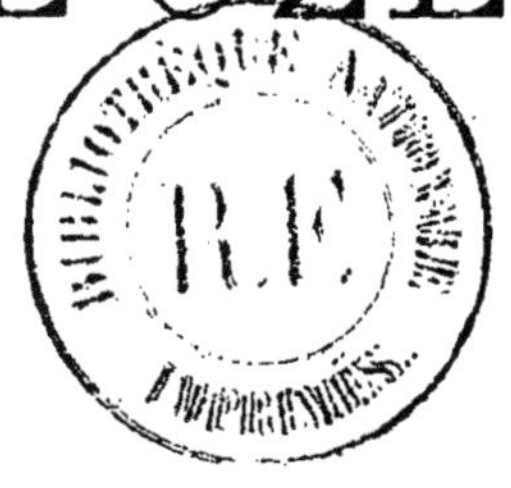

—————— ✕✕◯✕✕ ——————

PARIS

A. PARENT, IMPRIMEUR DE LA FACULTÉ DE MÉDECINE

31, RUE MONSIEUR-LE-PRINCE, 31

—

1881

PREFACE.

Nous nous proposons dans ce travail de décrire une forme d'ozène encore peu connue de la généralité des médecins. La plus grande partie en revient à M. le Dr Calmettes qui nous en a donné l'idée et qui nous a fourni l'occasion de l'étudier dans sa clinique.

DE L'OZÈNE VRAI

DE L'OZÈNE VRAI.

Dans l'état actuel de la science, l'ozène « est le nom sous lequel on a confondu toutes les maladies des fosses nasales caractérisées par la mauvaise odeur de l'air expiré (1). »

Dans ces conditions, ce mot ne pouvait avoir de raison d'être qu'à une époque où les maladies des fosses nasales n'étaient pas connues; aussi à mesure que leur étude s'est développée, a-t-on été amené à accoler des épithètes à ce mot assez vague, de façon à obtenir un

(1) Follin et Duplay. Traité de pathologie externe, t. III, p. 791.

certain nombre d'expressions médicales correspondant
à des entités morbides.

De toutes ces expressions, ce sont celles d'ozène
syphilitique et d'ozène scrofuleux qui sont le mieux justi-
fiées puisque toute destruction du squelette sous-muqueux du nez, donne lieu, comme tous les auteurs l'ont
remarqué, à de l'ozène.

Ajoutons que, ozène scrofuleux veut dire lésion scro-
fuleuse du nez, et non pas ozène chez un scrofuleux, car
on n'a pas démontré qu'une diathèse quelconque don-
nât lieu par elle-même à de la fétidité et jamais on n'a
eu moins de tendance à admettre cette théorie qu'aujourd'hui. Quand on ne peut attribuer l'ozène à aucune
diathèse, à aucune cause appréciable, on dit, il est vrai,
ozène scrofuleux et on suppose des ulcérations cachées,
mais nous savons maintenant que cet ozène n'a rien de
scrofuleux et que, absolument idiopathique, il dépend
d'une conformation spéciale des fosses nasales.

Dès à présent, nous pouvons donc dire que l'ozène
comprend deux sous-divisions : la première, qui englobe
toute destruction du squelette sous-muqueux du nez,
syphilitique, scrofuleux, traumatique, ou de n'importe
quelle nature ; et la deuxième ou ozène vrai non symptomatique, qui comprend tous les ozènes sans lésions
ostéo-périostiques.

Déjà au point de vue clinique, l'uniformité et la con-
stance de l'ensemble des symptômes dans l'ozène vrai
sont telles que, n'eussions-nous pas pour nous éclairer
la rhinoscopie et les résultats de quelques autopsies,

nous serions forcé d'admettre l'existence d'une cause unique donnant un cachet spécial à tous ceux qui sont affligés de cette infirmité. En effet, si nous prenons un certain nombre d'individus atteints de punaisie, après avoir éliminé tous ceux qui peuvent rentrer dans la première catégorie, les autres frappent par leur grande ressemblance entre eux. Ainsi en supposant qu'ils viennent consulter pour la première fois, et aussitôt que dans leur entourage on s'est aperçu de leur mauvaise odeur tous ces individus atteignent à peine l'âge de la puberté. Les plus jeunes ont de 8 à 10 ans, les plus âgés une vingtaine d'années, mais la majorité a de 12 à 16 ans. C'est là un point intéressant sur lequel nous reviendrons.

Dans la pratique hospitalière, ce sont plutôt des jeunes filles que l'on a l'occasion d'observer, il ne faudrait cependant pas en conclure que l'affection est moins commune chez les garçons ; outre que dans notre statistique les filles ne sont pas plus nombreuses que les garçons, il est des raisons faciles à comprendre pour lesquelles ceux-ci viennent moins souvent consulter. Tout individu atteint d'ozène se plaint d'un certain nombre de troubles fonctionnels, mais jamais de la fétidité, de sorte que d'ordinaire, il est amené par ses parents qui disent remarquer depuis plusieurs mois, ou plusieurs années, s'ils sont négligents, que l'enfant sent mauvais du nez.

Dans la classe ouvrière, c'est le patron de l'enfant ou

ses camarades qui le forcent à se faire soigner. Or, les hommes travaillent plus fréquemment au grand air que les femmes, ils sont imprégnés de senteurs professionnelles, de plus, l'odeur qu'ils peuvent dégager se trouve plus souvent masquée par le tabac fumé ou prisé, et encore chez les hommes plus que chez les femmes l'olfaction se trouve diminuée par l'usage du tabac et des liqueurs. Si l'on ne sait pas reconnaître anatomiquement la maladie, si l'on est privé d'odorat ou bien encore si l'on n'a aucun renseignement, on pourra passer à côté d'elle sans la voir; tandis que si l'on connaît bien l'état des fosses nasales dans l'ozène vrai, on pourra faire le diagnostic à tous les moments du traitement et même après la guérison.

Le malade se plaint d'avoir quelquefois le nez obstrué par des croûtes verdâtres, fétides (mais dont il ignore la mauvaise odeur), moulées en cornets, quelquefois striées d'un peu de sang. Il parvient, avec beaucoup de peine et avec le secours d'un peu d'eau qu'il aspire dans le creux de sa main, à les détacher. Ces croûtes obstruent quelquefois le pharynx nasal, pèsent sur le voile du palais, donnent lieu à du nasonnement, et quelquefois forcent le malade à respirer la nuit par la bouche ; le matin à son réveil, il cherche à les expulser par les narines et par la gorge au milieu de grands efforts souvent accompagnés de nausées et de vomissements. Il y a en même temps de la lourdeur de tête, de la céphalée frontale et de la paresse d'esprit. Le malade est triste, sa figure est pâle et il éprouve un certain dégoût pour les aliments.

Le nez, on l'a remarqué de tous temps, est le plus souvent camard, écrasé, mais comme l'a fait remarquer Zaufal on le trouve aussi écrasé chez des gens n'ayant pas d'ozène. La déformation des os du nez peut être telle qu'elle détermine un épiphora.

Quand on interroge le malade sur son état général et sur ses antécédents, on n'obtient souvent que des renseignements négatifs. D'abord les enfants, dans les grandes villes et à Paris par exemple, n'ont pas l'aspect nettement scrofuleux, et ceux qui font de l'ozène une maladie de scrofuleux font une pétition de principe en déclarant scrofuleux tous ceux qui ont de l'ozène. Nous ne voulons pas dire pour cela qu'un scrofuleux soit à l'abri de l'ozène, nous en avons des exemples, mais la grande majorité de nos observations se rapporte à des enfants qui n'avaient jamais eu de ces affections considérées comme constituant le cachet de la scrofule.

Quant à la syphilis, les auteurs qui ont récemment étudié la maladie ne l'ont jamais constatée chez des individus atteints d'ozène vrai.

Ainsi pas d'état général particulier; d'autre part l'enfant ne s'est jamais plaint de rien, il n'a jamais rien eu du côté du nez, on s'aperçoit seulement depuis quelque temps qu'il sent mauvais.

Si on examine les parents, ascendants directs, collatéraux, qui amènent l'enfant, on constate quelquefois chez eux une forme de nez identique; ce qui n'a rien de surprenant étant données les lois de l'hérédité. Si alors on les interroge on arrive quelquefois, et ce n'est pas moins intéressant, à leur faire avouer que leur entourage a remarqué qu'ils répandaient une certaine fétidité autour d'eux. Enfin en les examinant, on trouve leurs fosses nasales conformées de la même manière que celles de l'enfant qu'ils amènent. C'est parfois l'inverse qui se produit et Zaufal (1) raconte avoir traité une jeune femme atteinte d'ozène qui venait le voir accompagnée de son enfant; trouvant que celui-ci avait la charpente osseuse en tout semblable à celle de sa mère, il l'examina et trouva que les fosses nasales avaient déjà, pour ainsi dire en germe, la même disposition que celles de la mère et qu'à la puberté, il aurait certainement de l'ozène.

Pour en finir avec les symptômes, il ne faut pas oublier l'état de l'oreille dans l'ozène vrai, car d'une façon générale on sait que la muqueuse de l'oreille moyenne n'étant qu'un diverticulum de la muqueuse pharyngonasale, les lésions de celle-ci se propagent très facilement à celle-là. Mais cette propagation assez fréquente dans les autres maladies du nez et du pharynx nasal, nous semble assez rare dans l'ozène. C'est aussi l'opinion de Michel (2), mais ce n'est pas l'avis de Zaufal.

---

(1) Zaufal dit avoir presque toujours vu les malades atteints de l'ozène, avoir quelque chose du côté des oreilles. 70 fois sur 100. (De l'application du serre-nœud à l'opération des polypes du nez. Prague, 1877.)

(2) Michel, sur 85 cas d'ozène vrai, n'a observé qu'un seul cas de surdité progressive et quelques cas d'inflammation suppurative de la caisse. Maladies du nez et du pharynx nasal, traduction française de Cappart. Bruxelles, 1879.)

Quant à nous, nos recherches confirmeraient plutôt l'opinion de Michel : lorsqu'une affection pharyngo-nasale a retenti sur l'oreille, donnant lieu par exemple, à un catarrhe tubaire avec surdité et bourdonnements, le malade ne se plaint pas de son nez, mais de son oreille, et c'est en cherchant la cause de la maladie auriculaire que l'on trouve la lésion nasale. Jamais dans la clinique du docteur Calmettes où nous avons fait nos recherches, nous n'avons vu un malade atteint d'ozène vrai venir pour son oreille; nous avons examiné l'oreille consécutivement pour avoir une observation complète, mais bien rarement nous avons trouvé une lésion, le plus souvent fort légère. On voit par cet ensemble symptomatique toujours identique que la cause doit être également unique, mais sans la rhinoscopie il est impossible de dire pourquoi l'enfant sent mauvais du nez ; aussi les auteurs qui ont écrit au moment où la rhinoscopie n'était pas répandue et pratiquée comme elle l'est aujourd'hui ont-ils émis les théories les plus diverses.

Trousseau disait : « Lorsque rien ne permet de penser qu'il existe une phlegmasie de la membrane pituitaire, une nécrose des os, quand l'individu atteint de punaisie a les attributs de la plus florissante santé, nous nous voyons forcés d'admettre, que dans ce cas, la sécrétion nasale a une fétidité spéciale comme cela s'observe pour les pieds de certaines personnes, et c'est réellement à cette forme de l'ozène qu'il faudrait conserver le nom de punaisie constitutionnelle (1). »

(1) Clinique médicale, 5e édit., t. I, p. 267.

Pour Sauvages « la fétidité est due à la rétention prolongée du mucus et de l'air par suite de l'étroitesse des fosses nasales (1). »

Récemment encore M. Tillot reprenant l'idée de Sauvages a dit : « la rétention du mucus au milieu des cavités rétrécies par la disposition naturelle des os du nez suffit bien seule pour expliquer l'infirmité si fréquente chez les individus ainsi conformés (2). »

M. le Dr Azambuja dans sa thèse inaugurale écrivait : « Il existe un ozène simple non ulcéreux, un coryza chronique sans ulcérations ; ce coryza se présente sous deux formes : la forme humide et la forme sèche. Il appartient spécialement à la scrofule. Il est douteux que la syphilis donne lieu à cette variété d'ozène (3). »

D'autres enfin pensèrent que si l'examen des fosses nasales ne leur avait rien appris, c'est que les ulcérations étaient placées dans des endroits inaccessibles à la vue. Mais comme le dit M. le professeur Duplay (4), « Les ulcérations des fosses nasales se développent presque constamment à la surface extérieure des cornets et sur la cloison, en sorte que si l'examen direct ne permet pas d'en découvrir sur ces points, on peut presque affirmer qu'il n'en existe pas ailleurs. »

Les autopsies faites par Zaufal (5), Gottstein et Hart-

(1) Article Dysodie.
(2) Du catarrhe chronique et de l'ozène. Paris, 1879, p. 12.
(3) De l'ozène et de son traitement, 1874, p. 60.
(4) Loc. cit., t. III, p. 791.
(5) Dans un cas éclatant d'ozène, en dehors de la petitesse anormale des cornets et de la largeur excessive des fosses nasales, nous ne pûmes découvrir ni carie, ni nécrose, ni ulcérations. (Zaufal, de l'application du serre-nœud à l'opération des polypes du nez, 1878, en note p. 7.)

mann (1) sur des sujets atteints d'ozène vrai et dont nous donnons le détail montrent combien sont justes les idées de M. le professeur Duplay.

(1) Voici maintenant celle de Hartmann, que nous donnons tout entière avec les réflexions intéressantes auxquelles elle a donné lieu.

W..., ouvrière, 26 ans, parents sains, raconte que depuis l'âge de 12 ans, elle sentait mauvais du nez et mouchait des croûtes. Elle n'a jamais fait de maladies, n'avait jamais de rhumes de cerveau ni d'enchifrènement. Tous les deux jours, elle expulsait avec difficulté une croûte énorme ayant la forme d'une conque. Elle savait quand les croûtes se détachaient car alors elle avait la sensation d'un corps étranger dans le nez et elle l'expulsait par des efforts répétés. Cet état dura jusqu'à sa mort, survenue en décembre 1877.

En 1875, elle eut une fièvre typhoïde qui se compliqua d'une affection pulmonaire pour laquelle elle resta six mois à la Charité de Berlin.

Pendant ce temps survint une otite moyenne suppurée double avec lésion de l'apophyse mastoïde.

Avant sa mort, causée par la phthisie, nous eûmes souvent l'occasion d'examiner son nez.

La surface externe des narines était modérément grosse, la peau pâle comme le reste du corps. Au spéculum, les cornets petits et distants de la cloison laissaient apercevoir sur une grande étendue les parties postérieures des fosses nasales dont les parois postérieures et latérales étaient couvertes de croûtes verdâtres. Lorsqu'elle pouvait en expulser une partie, on voyait au-dessus des choanes (a) et a la voûte pharyngienne des lambeaux du mucus, tantôt solide, tantôt liquide.

Pas de traitement à cause de l'état de la maladie.

A l'autopsie, pratiquée par la méthode de Schalle, qui nous permet d'enlever la plus grande partie du temporal et des fosses nasales, nous trouvons les cavités sphénoïdales excessivement petites, la droite à peine plus grosse qu'un pois et la gauche comme deux pois (les dimensions des cavités sphénoïdales sont très variables, sur une de nos préparations elle a 4 cc. 1/2 de largeur, 2 cc. de hauteur, 4 cc. de profondeur et la cloison est mince comme une feuille de papier, sur d'autres préparations la cavité sphénoïdale est à peine marquée.) Les deux cavités sont revêtues par une muqueuse hypertrophiée, de telle sorte que la droite était presque effacée

(a) Les auteurs allemands appellent ainsi les orifices postérieurs des fosses nasales, nous avons cru devoir conserver cette espèce pour la rapidité de l'exposition.

Mais admettons qu'on trouve des ulcérations, sera-ce suffisant pour expliquer la fétidité ?

tandis que l'autre un peu diminuée renfermait un liquide jaunâtre ; leur embouchure dans les fosses nasales était très étroite. Les cellules ethmoïdales étaient normales, elles renfermaient de l'air et la muqueuse qui la recouvrait était mince comme du papier. Les sinus maxillaires et frontaux étaient normaux. Les parties postéro-supérieures des fosses nasales étaient couvertes de masses épaisses, verdâtres, d'une odeur horrible ; ces masses recouvraient la voûte nasale au-dessus des choanes jusqu'à son extrémité antérieure ainsi que les parois latérales entre et derrière les cornets. On les enlevait assez facilement avec la seringue, seulement, dans une excavation de la paroi latérale du nez, derrière le cornet supérieur, elles offraient une grande résistance. La cloison était recouverte par un mucus adhérent. A la voûte nasale et dans le voisinage des trompes, il y avait une sécrétion concrétée et fétide. La muqueuse n'était ni gonflée, ni hyperémiée.

Quant aux ulcérations, nous ne pûmes en découvrir qu'une seule de la grosseur d'une lentille sur le bord choanal du côté droit en avant de la trompe, elle avait une base jaune et un bord peu hyperémié.

Donc, dans ce cas, « la sécrétion ne pouvait provenir ni des sinus « ethmoïdaux qui étaient normaux, ni des sinus sphénoïdaux qui « étaient très petits, elle devait provenir exclusivement de la muqueuse « nasale. »

Quant au raisonnement de Michel, il n'est pas fondé, car par le simple examen de la muqueuse, nous ne pouvons pas conclure à son fonctionnement et déclarer si elle est normale ou non et si la sécrétion est modifiée en quantité ou qualité. L'accumulation des mucosités dans les parties postérieures et supérieures du nez s'explique, car c'est là que l'évacuation est le plus difficile. C'est principalement l'excavation qu'on observe derrière le cornet supérieur qui est le plus défavorable à l'expulsion des mucosités. De même les sécrétions sont à l'abri du courant d'air pendant le mouchage lorsqu'elles occupent à l'extrémité postérieure de la voûte pharyngée, le recessus pharyngien, ou bien lorsqu'elles se trouvent entre les cornets ou encore lorsqu'elles sont entre la voûte et le cornet supérieur. Ces conditions anatomiques qui favorisent la stagnation suffisent à expliquer la décomposition des mucosités. En outre, peut-on s'étonner que l'affection de la muqueuse qui dure depuis des dizaines d'années, soit si tenace.

Nous avons eu souvent l'impression que la muqueuse était excoriée après l'enlèvement des croûtes, ces excoriation peuvent sans aucun doute donner

Nous ne le pensons pas, car il faudrait alors que l'ulcération allât jusqu'à l'os sous-jacent et dans ce cas nous rentrons dans l'ozène symptomatique que nous avons éliminé. Si l'ulcération reste à l'état d'érosion de la muqueuse, nous n'avons plus un facteur suffisant de fétidité. Tout le monde sera, à ce sujet, de notre avis, si l'on veut bien se reporter à ce qui se passe dans les autres maladies déterminant des ulcérations dans les cavités naturelles.

D'ailleurs, nous en avons une preuve directe dans une observation qui nous a été communiquée par le Dr Calmettes. Il s'agissait d'un chauffeur de chemin de fer qui portait sur le côté droit de la cloison cartilagineuse une ulcération de largeur d'une pièce de 20 centimes allant jusqu'au cartilage.

Le malade qui la sentait avac son petit doigt, s'en inquiétait, mais il n'en éprouvait pas le moindre inconvénient, et il n'exhalait *aucune odeur*. Nous avons eu l'occasion de voir un cas semblable.

lieu à des ulcérations, mais nous ne les avons jamais observées sur le vivant et l'ozène est certainement dû à la décomposition des mucosités.

Dans aucun des nombreux cas d'ozène que nous avons traités, il n'y avait eu de catarrhe nasal primitif, de sorte que l'opinion si répandue, que l'ozène succède à un catarrhe chronique, dans lequel l'hypertrophie est remplacée par l'atrophie ne répond pas à la réalité des faits. Mais la grande largeur des fosses nasales mentionnée par Zaufal est la cause principale de l'ozène et on peut la considérer comme un état congénital causant la maladie. (Hartmann. Ozène Deutsche médic. Wochenschrift n° 13. 1878).

Gottstein a fait l'autopsie d'une jeune fille de 24 ans, atteinte d'ozène, il a trouvé les fosses nasales larges, la muqueuse atrophiée, mais sans perte de substance, les glandes abondantes, mais dans les parties où la muqueuse était atrophiée, il y avait transformation en tissu conjonctif et aussi atrophie partielle des glandes. Breslauer aertzl. Zeitschr ; n^s 17 et 18 (1879).

Martin.

L'ulcération n'est ni la cause ni le siège de la fétidité, ainsi que l'on peut le démontrer directement. Si, armés du miroir frontal, nous pratiquons la rhinoscopie antérieure à l'aide du spéculum de Duplay, nous apercevons une fosse nasale remplie de croûtes plus ou moins sèches, d'une couleur vert bouteille, jaunâtres, brunâtres, de formes et d'aspects variés, telles qu'elles peuvent donner lieu à toutes les interprétations, et nous devons dire que plusieurs de nos confrères, pratiquant la rhinoscopie avec nous, étaient convaincus d'avoir sous les yeux de véritables ulcérations à fond grisâtre jusqu'au moment où, au moyen de la seringue anglaise, nous faisions tomber les soit-disant ulcérations dans le bassin. Il est quelquefois assez difficile de nettoyer complètement les fosses nasales, car les croûtes sont souvent très adhérentes et leur imbibition doit précéder de quelque temps leur chute. On est alors étonné des masses énormes qui sont entraînées dans le bassin, elles sont horriblement fétides et offrent des formes bizarres dont la principale est celle d'un cornet (nous avons obtenu une fois un cube qui constituait le moulage de la partie supérieure du pharynx nasal). Chose curieuse, ces croûtes enlevées, le nez n'a plus la moindre odeur, et ce fait suffit à démontrer que les ulcérations ne sont ni la cause, ni le siège de la fétidité.

Le siège, ce sont les croûtes à n'en pas douter. La cause, si elle résidait dans les ulcérations, l'irrigation ne la supprimant pas, l'odeur devrait persister une fois le nez vidé ; mais dans l'ozène vrai, tout contribue à le démontrer, les mucosités sont l'agent principal du symptôme de la maladie. Si le malade sent mauvais du nez, on trouve des bouchons de mucus en putréfaction, on les enlève, l'odeur disparaît. Si le malade ne sent pas mauvais, nous sommes sûrs de ne trouver dans son nez que du mucus liquide et sans odeur.

Michel, pour prouver que la fétidité n'est pas due à la décomposition du mucus, en a mis sur une plaque de verre, et l'a laissé sécher, puis il a dit, le mucus abandonné à lui-même ne sent pas mauvais, donc la fétidité de l'ozène ne réside pas dans l'état des mucosités, or, on sait que pour soustraire une substance à la putréfaction, il suffit de la mettre à l'abri de la chaleur et de l'humidité, si on avait placé cette plaque dans une étuve humide, on aurait certainement produit un ozène artificiel par la décomposition de ce mucus. Il ne nous semble donc pas douteux que la fétidité de l'air expiré est due aux mucosités en décomposition, mais pourquoi se décomposent-elles ?

Une fois les fosses nasales nettoyées, si nous les examinons de nouveau, nous trouvons leur aspect bien changé ; nous ne voyons plus qu'une surface rouge, lisse, sans trace d'ulcérations, constituée par la muqueuse mise à nu. Cette muqueuse est certainement enflammée, mais à un degré variable et sans aucune tendance à l'hypertrophie, au contraire sur le cornet inférieur elle a tout à fait perdu son tissu érectile et avec la sonde à bout plat on sent l'os sous-jacent au lieu de ce coussin élastique dans lequel elle s'enfonce à l'état normal. Si l'aspect de la muqueuse est modifié, celui de la fosse nasale l'est bien plus encore. C'est un véritable antre. On aperçoit la cloison dans toute son étendue ainsi que le plancher et l'on voit une grande partie de la paroi postérieure du pharynx. Le cornet inférieur, qui à l'état normal rétrécit d'une façon si considérable la fosse nasale, n'existe pour ainsi dire pas, il est représenté par un bourrelet antéro-postérieur plus ou moins épais et il ne cache plus l'orifice pharyngien de la trompe placé immédiatement derrière lui ; l'on voit tous les mouvements de cet orifice. Le bord antérieur (pli du crochet de Zaufal) qui reste immobile pendant la phonation et la déglutition, le pli postérieur (pli du bourrelet) qui se porte transversalement en dedans à la manière d'un rideau, et le plancher (bourrelet de l'élévation du voile) qui s'élève avec le voile.

Le cornet moyen a souvent conservé sa forme et ses dimensions normales, on peut même trouver sa muqueuse intacte, cependant il est souvent plus petit qu'à l'ordinaire et sa muqueuse participe à l'altération générale.

En somme dans l'ozène vrai, mucosités fétides, fosses nasales extrêmement larges par petitesse du cornet inférieur.

Ces particularités constantes chez tous les malades de cette catégorie ont été bien vues depuis plusieurs années par deux rhinologistes très distingués : Zaufal de Prague (1874), Michel de Cologne (1876) et après eux par Gottstein à Breslau, Hartmann à Berlin, etc., tous étaient d'accord sur l'état du nez, mais ils différaient sur l'interprétation.

Pour Zaufal, la cause de la fétidité réside dans une disproportion considérable entre la capacité des fosses nasales et la force du courant d'air expiré. A l'état normal, l'air inspiré par suite de la position horizontale des narines vient frapper de bas en haut la région olfactive, et n'entraîne que très faiblement les mucosités en arrière. Au contraire, d'arrière en avant, le courant d'air expiré balaye horizontalement les mucosités qui s'avancent peu à peu, de façon à produire bientôt le besoin de se moucher. Le balayage est très favorisé par le développement des cornets inférieurs dans l'épaisseur, pour ainsi dire, de la colonne d'air qui en nettoie toute la surface. Mais dès que le cornet inférieur, le plus important à ce point de vue, n'existe plus, le cornet moyen, de son côté, étant généralement petit, les conditions pour l'élimination physiologique des mucosités sont absolument modifiées ; le mucus qui sort par gouttelettes de toutes les glandes, comme il est facile de s'en assurer, après avoir formé sur toutes les parois, principalement sur la face externe, sur la voûte du nez et dans tout le pharynx nasal, des plaques semi-liquides, n'est déplacé que grâce à la formation d'une nouvelle couche sous-jacente, ce qui explique que, suivant le temps depuis lequel le nez a été vidé, on trouve tantôt des plaques, tantôt des bouchons.

C'est même cette production de bouchons par accumulation des mucosités sur un point qui corrige ce que cette disposition a de fâcheux pour le fonctionnement du nez.

Malgré les efforts réitérés du malade qui, en se bouchant une des narines, rend le courant d'air expiré plus puissant dans l'autre, il lui est bien difficile de chasser les mucosités faisant lamelles sur les cornets ou à la voûte. Mais dès que ces lamelles sont devenues bouchons obstruant toute la fosse nasale, le courant d'air a prise sur eux sans adjonction d'aucun procédé artificiel. Il arrive donc un moment, tous les quatre, huit jours par exemple, où le malade mouche. Il expulse alors presque toujours des bouchons, rarement des croûtes, jamais de matières liquides. Cette stagnation des mucosités dans un air humide et chaud entraîne rapidement leur décomposition, ce qui explique les différences parfois considérables, au point de vue de l'odeur, entre des filaments de mucus enlevés par le médecin aussitôt après leur formation, et des bouchons datant de plusieurs jours.

Cette décomposition a été attribuée par Ziem (1) à un ferment, et selon lui, la constitution du nez ne signifie absolument rien au point de vue de l'ozène. Tout catarrhe du nez dans lequel on favorise l'introduction de ce ferment devient un ozène. Un catarrhe chronique chez un individu atteint de fétidité buccale par carie dentaire, par exemple, donnera, d'après lui, naissance à un ozène qui, par conséquent, n'aura pas de caractéristique anatomique, et sera contagieux par le mouchoir. C'est une

(1) De la blennorrhée du nez et de ses sinus. Monatschrift für Ohrenheilkunde. Berlin, avril 1880.

théorie à laquelle il manque une démonstration. Pour nous, dans le premier cas, c'est un ozène symptomatique d'une carie dentaire par propagation, peut-être par l'intermédiaire du sinus, s'il s'agit d'une molaire. Dans le second cas, nous avons trouvé, il est vrai, l'ozène chez plusieurs membres d'une même famille, mais nous n'expliquerons pas cette particularité par la contagion, comme on le verra plus loin.

L'ozène ne s'observe jamais dans un nez étroit duquel les mucosités sont chassées avant d'avoir eu le temps d'être en putréfaction. Du reste, on n'a jamais constaté un ozène chez les individus à respiration nasale difficile, comme dans le catarrhe chronique hypertrophique ou dans les polypes du rein.

Un fait, qui montre bien que cette disproportion est réellement le facteur de l'ozène, est ce qui se passe à la suite de certaines opérations de polypes, comme le fait remarquer Zaufal et comme l'avait fait remarquer Boyer avant lui, chez les individus dont les parties constituantes du nez étaient fortement refoulées par les polypes (aplatissement des cornets, déviation de la cloison, etc.). Il y avait alors un véritable antre analogue à celui qu'on trouve dans l'ozène vrai, et il subsistait jusqu'au moment où les cornets reprenaient leur place et où le tissu érectile du cornet inférieur se congestionnait de nouveau physiologiquement. Pendant cette période qui peut durer quelques semaines, le malade est atteint d'ozène passager.

Zaufal complète la théorie en cherchant à démontrer que cette anomalie est congénitale, et il en donne des

preuves de plusieurs genres. D'abord il invoque l'hérédité, et, en effet, il nous paraît plus rationnel d'admettre
que plusieurs personnes dans une même famille ont
une même infirmité, à cause d'une conformation identique, que d'admettre chez eux une prédisposition commune qui, en somme, n'explique rien.

La théorie de Zaufal rend très bien compte des cas
d'ozène uni latéraux, c'est-à-dire des cas dans lesquels
des individus atteints d'ozène n'ont pas de cornet inférieur d'un seul côté. Enfin un travail récent de Zuckerkandl (1) apporte un appui direct à cette théorie en dé-
montrant que chez certains individus à cornet inférieur
rudimentaire, l'éthmoïde n'est pas développé du même
côté, particularité qui s'expliquerait mal pour une atrophie acquise.

Donc, d'après Zaufal l'ozène est dû à une trop grande
largeur des fosses nasales résultant elle-même d'une
petitesse congénitale du cornet inférieur et un peu du
cornet moyen.

On comprend ainsi pourquoi l'ozène survient à un
âge à peu près fixe. Chez les jeunes enfants il n'y a pas
d'ozène parce que si les cornets sont petits, le nez est
également très petit, mais à mesure que se fait le développement de la face, la disproportion s'établit.

Cette opinion est aussi celle de Hartmann (2).

Gottstein rejette complètement cette théorie, il fait
observer qu'ainsi l'on ne tient guère compte de l'état de

(1) Wiener mediciniche Jahrbücher, 1880.
(2) Voir la note de la p. 15.

la muqueuse qui en somme est toujours malade, elle est rouge, atrophique et d'après lui sécrète des mucosités peu abondantes et visqueuses. Dans une autopsie, après avoir constaté qu'il n'y avait pas trace d'ulcération, il nous donne l'histologie (1) de cette muqueuse et alors il s'appuie là dessus pour affirmer que la lésion de la muqueuse est le point de départ de la maladie. Un catarrhe existe, l'état de la membrane permet de dire qu'il est atrophique, et comme le catarrhe atrophique ne survient pas d'emblée, Gottstein suppose qu'il a été précédé d'une période de catarrhe simple, suivie d'une période hypertrophique. L'atrophie de la muqueuse et naturellement du tissu érectile a entraîné celle du cornet sous-jacent et l'ozène vrai n'est alors que la période de guérison spontanée, stade atrophique du coryza des enfants.

Personne ne nie cet état de la muqueuse, mais il est plus probable qu'il est consécutif; en effet les conditions du nez sont aussi défectueuses pour l'échauffement et la saturation de l'air inspiré que pour l'expulsion des mucosités dont elles favorisent le développement. Le pharynx nasal presque toujours atteint de pharyngite sèche consécutive dans l'ozène vrai, est constamment frappé par un air sec et froid, en outre les croûtes en décomposition qui recouvrent la muqueuse sous-jacente l'irritent et elle est ordinairement rouge, quelquefois saignante et parfois même légèrement exulcérée comme

(1) Voir la note de la page 17.

dans le cas d'Hartmann. Par conséquent lorsque nous voyons un enfant qui, depuis plusieurs années, est dans cet état, nous serions très étonné que sa muqueuse fût normale.

Mais le tissu érectile du troisième cornet a-t-il disparu par atrophie à la suite de cette inflammation chronique, ou bien l'absence du troisième cornet s'accompagne-t-elle régulièrement d'absence de ce tissu? C'est ce qu'il est difficile de dire, mais dans tous les cas, le catarrhe chronique, à peu près constant, est très souvent plus marqué chez les individus de 20 ans que chez ceux de 10 ans, et il est certainement consécutif à cet état des fosses nasales en même temps que dû à une action irritante. Du reste on cherche en vain chez les malades les traces de ces deux premières périodes admises gratuitement par Gottstein. Les parents ne racontent nullement que l'enfant a eu longtemps du rhume de cerveau qui s'est transformé en un enchifrènement à cause duquel il nasonnait, qu'il respirait par la bouche, etc. Tous les malades disent : Depuis que je me connais, je mouche des croûtes et je n'éprouve pas autre chose du côté du nez.

Ensuite pourquoi cette période arriverait-elle toujours au même âge ? D'ailleurs l'ozène vrai n'est pas l'apanage des adultes qui, au contraire, ont souvent du coryza hypertrophique, lequel ne se termine jamais chez eux par cette guérison spontanée.

D'ailleurs on a rapporté des cas de polypes muqueux chez des individus atteints d'ozène, or comment expliquer cette coïncidence et la combinaison de cette néoplasie qui n'est pour ainsi dire qu'une exagération de l'hypertrophie avec l'atrophie de la muqueuse dans la théorie de Gottstein.

Les polypes, siégeant sur le cornet moyen dont la muqueuse est souvent normale, peuvent au contraire, dans la théorie de Zaufal, coïncider avec l'absence du squelette du cornet inférieur.

Michel, de Cologne, a bien vu presque toutes les particularités que nous venons de signaler, mais elles ne lui semblent pas suffisantes pour expliquer la genèse de la maladie. D'abord il trouve que, dans cette affection, la sécrétion des mucosités est énorme et qu'elles ne peuvent pas seulement provenir de la muqueuse. Or c'est là une idée absolument fausse. Les mucosités semblent abondantes parce qu'elles s'accumulent, mais si à l'aide d'irrigations on les collectionne par 24 heures, il est facile de voir qu'elles ne sont pas plus considérables que chez un individu sain et à plus forte raison chez un individu atteint de catarrhe simple dans lequel, malgré l'extrême abondance des mucosités, on ne leur cherche pas d'autre source que la muqueuse.

Pour Gottstein même elles sont moins abondantes, il les trouve un peu diminuées. Mais Michel, partant de la et se basant sur la localisation du mucus aux différents points de la muqueuse, conclut par raisonnement, après avoir éliminé les sinus frontaux et maxillaires, que les mucosités proviennent surtout des sinus sphénoïdaux et des cellules éthmoïdales.

Cette théorie difficilement soutenable a été détruite par une autopsie d'Hartmann, dans laquelle le sinus sphénoïdal était très petit. Quant aux cellules éthmoïdales, nous savons par les travaux de Zuckerkandl qu'elles sont souvent atrophiées dans l'ozène.

Pour nous, notre opinion est essentiellement celle de Zaufal, l'ozène vrai résulte de la trop grande largeur des ou d'une fosse nasale. Cette largeur n'est pas congénitale, mais elle est due à un arrêt de développement du troisième cornet, qui peut s'étendre au cornet moyen. Cette anomalie des fosses nasales s'accompagne tôt ou tard d'un catarrhe chronique à tendance atrophique de la muqueuse; elle est la cause directe d'une stagnation des mucosités que l'air expiré ne peut plus balayer, et leur décomposition donne lieu au symptôme principal de la maladie l'ozène.

En résumé, on voit donc que pour nous comme pour ces auteurs, toutes les fois qu'il n'existe pas un état particulier de la charpente osseuse de la face, il n'y a pas d'ozène vrai; que la fétidité ne constitue pas par elle seule l'ozène, et qu'il peut y avoir un ozène vrai sans fétidité, par exemple, à la suite d'une irrigation.

Le mot ozène est donc, tout le monde l'a dit, une expression très mauvaise, mais tant que cette théorie ne sera pas admise sans conteste, on ne pourra pas le changer. Et même alors, par quel mot aussi simple et aussi court pourra-t-on désigner l'ensemble assez complexe de cette infirmité?

Rappelons-nous seulement que sous l'expression

ozène vrai on comprend l'état particulier du nez, tel que nous l'avons décrit, par opposition aux ozènes symptomatiques dans lesquels une diathèse produit des lésions osseuses fétides.

Le *diagnostic* de cette infirmité est on ne peut plus simple à faire par suite de l'identité de tous les cas qui se présentent à notre observation. En se rappelant qu'il s'agit toujours de jeunes sujets non diathésés, n'ayant jamais rien éprouvé du côté du nez, d'enfants voisins de la puberté, qui infectent leur entourage et se plaignent de ne jamais moucher liquide et d'expulser de temps en temps avec de grands efforts des croûtes ou des bouchons muqueux verdâtres, expulsion qui les soulage notablement, le diagnostic sera fait.

Aucun ozène symptomatique en effet ne se présente avec cette physionomie, et l'on est sûr d'être très profitable au malade en appliquant sans autre examen le traitement que nous allons décrire.

Naturellement nous ne voulons pas proscrire ici la rhinoscopie. Elle sera même longtemps utile à tous ceux qui voudront contrôler nos dires, étudier de plus près la maladie et même en faire progresser l'histoire ; mais au point de vue pratique on pourra faire un diagnostic précis en quelques instants, et adopter une ligne de conduite aussi rassurante pour le médecin que profitable au malade.

La rhinoscopie a la plus grande importance au point de vue du diagnostic réellement scientifique, et c'est elle qui permet de constater sans l'intervention de l'odorat la maladie lorsque le symptôme principal est masqué par un traitement antérieur.

Le *pronostic* de cette affection est certainement beaucoup moins grave aujourd'hui qu'il ne l'était autrefois, où l'on rapportait la maladie à des ulcérations contre lesquelles on employait des traitements douloureux, souvent dangereux et toujours inefficaces. Si l'on ne peut guérir au sens propre du mot un individu atteint d'ozène vrai, on peut du moins lui donner le moyen de masquer complètement son infirmité et, s'il veut bien ne pas abandonner son traitement, il se trouve dans les conditions de tout le monde.

TRAITEMENT.

Le traitement consiste naturellement d'abord à enlever les mucosités; c'est ce que tout le monde a compris, même ceux qui attribuent cette maladie à des ulcérations. Les irrigations ont été faites avec les instruments et les liquides les plus variés; leur choix n'a pas une grande importance, mais il est des préceptes généraux dont il ne faut jamais se départir sous peine de voir survenir des accidents plus ou moins graves.

Presque tous les instruments employés reposent sur ce principe que le liquide, pénétrant dans une fosse nasale et arrivant dans le pharynx, provoque une élévation du voile du palais qui sépare le pharynx nasal du pharynx buccal, et le liquide, ne tombant pas dans la gorge ressort par l'autre narine. C'est ce phénomène physiologique qui rend possible l'irrigation complète des fosses nasales.

La première application en a été faite par Weber, qui employait un vase quelconque que l'on plaçait à une faible hauteur au-dessus de la tête après l'avoir rempli d'eau tiède légèrement salée ; dans ce vase, on faisait plonger le bout armé d'un morceau de plomb d'un tube de caoutchouc formant siphon et on introduisait l'autre bout dans une narine après avoir amorcé le siphon. Selon qu'on voulait obtenir une plus ou moins grande pression, on élevait plus ou moins le vase. L'inconvénient de cet appareil est que le jet est continu et la pression difficile à graduer ; on a en effet observé un certain nombre d'accidents et Roosa, de New-York, a mentionné la pénétration de l'eau dans les caisses, d'où résultaient des otites moyennes suppurées avec perforation. On a alors recommandé aux malades les précautions suivantes, que nous empruntons au Traité d'otologie d'Urbantschitsch.

a. Le vaisseau qui contient le liquide doit être assez peu élevé pour que la main du malade y atteigne. Autrement la force du courant devenant trop grande, la contraction du voile produirait une occlusion trop complète, ce qui favoriserait l'entrée de l'eau dans l'oreille.

b. Pour cette même raison, le liquide ne doit pas être froid, mais avoir une température de 25 à 35 degrés centigrades (Troeltsch).

c. Pour éviter les mouvements de déglutition, le malade doit tenir la langue hors de la bouche ; dès qu'il
la rentrera, il devra comprimer aussitôt le tuyau d'accès
du liquide.

d. Si les deux fosses nasales sont également perméa-
bles, on pratiquera la douche alternativement de cha-
que côté. Si au contraire un côté est plus étroit, c'est
par là que l'injection sera pratiquée ; autrement le liquide tendrait à pénétrer dans la trompe.

c. Zaufal recommande pendant l'opération de presser
le voile du palais par la bouche de bas en haut, pour
produire ainsi la fermeture de l'orifice pharyngien des
trompes.

Malgré toutes les précautions, l'eau peut pénétrer
quelquefois dans la trompe et y donner lieu à une vio-
lente irritation, ce qui contre-indique l'emploi de la douche chez maints individus. Quand il survient des douleurs dans l'oreille, il m'est arrivé souvent en pratiquant
des insufflations forcées dans le nez, la bouche étant
ouverte, de les faire disparaître, ce qui était dû proba-
blement à l'aspiration exercée par l'air sur une partie
du liquide contenu dans la caisse. Du reste plusieurs
malades, chez lesquels on a la preuve de la pénétration
de l'eau dans la caisse, n'en éprouvent qu'une sensation
de plénitude.

f. Le courant d'eau doit être dirigé horizontalement,
parallèlement au plancher des fosses nasales ; si sa di-
rection est verticale, il peut pénétrer dans les sinus
frontaux et déterminer une céphalalgie qui dure plusieurs heures.

On ne donnera pas de douche d'air au malade et il ne se mouchera pas immédiatement après l'irrigation, car on pourrait projeter du liquide dans la caisse. De même le malade évitera de s'exposer au froid, ce qui aggraverait le catarrhe nasal. Le moment le plus propice pour cette opération est le coucher. Toutes ces précautions doivent être prises avec les différentes méthodes de douche nasale et même avec la seringue.

Depuis, Michel a proposé de remplacer le siphon de Weber par l'appareil connu sous le nom de seringue anglaise. Elle consiste en un ballon de caoutchouc enfermant dans son intérieur deux soupapes dont le jeu se fait en sens inverse l'un de l'autre. Aux deux extrémités d'un diamètre passant par les deux soupapes sont deux tubes de 0 mètre 60 centimètres de longueur environ. L'un de ces tubes plonge dans un vase contenant le liquide médicamenteux, l'autre muni d'un embout en os est introduit dans une narine, il ne reste plus qu'à presser le ballon pour obtenir un jet intermittent.

Quant au liquide, il doit réunir deux conditions : 1° être tiède : s'il était froid, il déterminerait de violentes douleurs ; 2° être indifférent, c'est-à-dire qu'on ne peut employer l'eau pure qui attaque l'épithélium du nez, le gonfle et donne lieu à un véritable coryza artificiel avec enchifrènement, douleurs, etc.; au contraire, si l'eau est salée (une cuillerée à café de sel de cuisine par litre d'eau), l'osmose ne se produit plus et les inconvénients disparaissent. On peut employer un grand nombre de médicaments en solution, mais la plupart sont généralement inutiles, notamment les astringents et les caus-

tiques et même les antiseptiques ; l'eau salée suffit
d'ordinaire : parmi les autres médicaments, le chlorate
de potasse a une action modificatrice sur la muqueuse
(Michel), et en mettant de une à trois cuillerées à café de
ce sel dans un litre d'eau tiède, on a à la fois un liquide
détersif et médicamenteux. Au bout de quelques jours
de son emploi, la muqueuse paraît moins rouge; cependant ce résultat n'est peut-être dû qu'à l'évacuation des
croûtes à mesure qu'elles se forment.

Les irrigations se pratiquent d'abord trois fois par
jour, puis le matin et le soir, puis le matin seulement.
Au début, il faut de grandes quantités d'eau, jusqu'à
deux et trois litres; plus tard un demi-litre devient suffisant. L'irrigation doit être continuée jusqu'à ce que
toute odeur ait disparu.

On a préconisé la poudre d'iodoforme, elle doit certainement ralentir la décomposition des mucosités,
mais elle ne s'attaque réellement pas au mal en lui-
même.

Pour modifier cette fâcheuse conformation du nez,
Zaufal espère que l'on pourra arriver à une espèce de
prothèse, à faire une sorte de cornet inférieur artificiel.
Gottstein a proposé les tampons d'ouate; mais, confor-
mément à sa théorie, il ne les considère pas comme
ramenant la fosse nasale à sa largeur normale, il admet
qu'ils irritent légèrement la muqueuse atrophique et
qu'ils exercent sur les points qu'ils touchent une sécrétion plus normale.

Quoiqu'il en soit de la théorie, l'expérience démontre
qu'un malade, porteur d'un tampon d'ouate bien placé,

mouche immédiatement liquide, sans odeur, comme tout le monde. C'est là en somme un véritable traitement causal de la maladie. Le tampon est introduit par le malade à l'aide d'une aiguille à tricoter beaucoup plus facilement et délicatement que par le médecin. On lui recommandera de le porter en haut et en dehors vers l'angle extrême de l'œil, ce qui le place sur le cornet inférieur. On s'assurera qu'il est bien placé par la rhinoscopie et en constatant que le malade en soufflant par la narine correspondante ne l'expulse pas et fait entendre une expiration très douce.

Frœnkel pour ménager le canal aérien remplace le tampon par un cylindre de caoutchouc, mais cette modification n'a réellement pas d'avantage sur le tampon bien mis.

A moins que les fosses nasales soient extrêmement larges, le tampon unilatéral suffit. Le malade s'en débarrasse à volonté, tous les deux ou trois jours par exemple, à l'aide d'une irrigation, et ce traitement symptomatique ne s'emploie alors qu'en changeant le coton. En somme la connaissance exacte de la maladie nous a conduit à un traitement rationnel qui laisse bien loin derrière lui toutes les tentatives médicales ou chirurgicales si douloureuses et si dangereuses qui ont été tentées jusqu'ici : comme les cautérisations avec la pierre infernale, le curage des fosses nasales proposé à l'étranger, etc.

Le malade avec un peu d'habileté arrive très facilement à supprimer son infirmité, mais il va sans dire que toute négligence de sa part le ramène infailliblement à son état antérieur.

OBSERVATIONS.

OBSERVATION I. — Augustine C..., 15 ans, sans profession. Pas d'antécédents héréditaires ou scrofuleux.

Se rappelle avoir toujours avoir mouché des croûtes. Elle avait 8 ou 9 ans quand ses parents se sont aperçus qu'elle sentait mauvais du nez.

Maux de tête presque constants. Ne peut pas souffler et est obligée de respirer par la bouche. Le matin, en s'éveillant, oppression et nausées jusqu'au moment où elle parvient à expulser des croûtes jaune-verdâtre ayant la forme de « cornets. »

Dans la pension où elle était, ses compagnes ne voulaient plus rester auprès d'elle.

Les fosses nasales sont extrêmement larges, surtout la droite; cette largeur est due à la petitesse du cornet inférieur, réduit à un bourrelet qui n'empêche pas de voir l'orifice pharyngien de la trompe. Le cornet moyen est plus petit qu'à l'état normal. Nulle trace d'ulcérations ni d'hypertrophie en aucun point, mais la muqueuse est très rouge, même sur la cloison. Sur le cornet inférieur elle n'a pas son épaissenr normale (à l'œil nu et à la sonde).

Pas de complications auriculaires.

Traitement. — Depuis six ans la malade a subi des traitements de toutes natures, applications de topiques, fumigations, etc., et en dernier lieu on lui cautérisait les fosses nasales plusieurs fois par semaine avec le

crayon de nitrate d'argent, ce qui déterminait des douleurs atroces.

20 décembre 1880. 3 irrigations par vingt-quatre
heures avec une solution tiède de chlorate de potasse
à 4 00.

Le 22. Plus de croûtes ni d'odeur. La malade est très
soulagée. Continuation des irrigations matin et soir.

Le 25. Plus de croûtes, plus d'odeur, plus de gêne
au réveil, plus de maux de tête. On met un tampon
d'ouate dans la narine droite.

Le 27. Même état, seulement mouche liquide.

13 janvier 1881. La malade change le tampon elle-
même tous les trois ou quatre jours. Mouche liquide,
n'a plus d'odeur et n'a plus besoin de faire des irrigations.

Obs. II. — Augustine M..., 14 ans, sans profession.

Pas d'antécédents scrofuleux. La mère a le nez con-
formé de la même manière avec absence du cornet inférieur, mais elle a une quantité considérable de polypes
qui ne sont pas encore tous extraits.

Il y a trois ans on s'est aperçu que cette enfant exhalait une odeur insupportable ; elle mouchait très peu et
rarement, surtout avec difficulté ; quand elle parvenait
à se moucher, c'étaient des croûtes verdâtres, roulées
en cornets, fétides. Elle se plaignait de maux de tête et
le matin d'étouffements cessant quand elle parvenait à
vider ses fosses nasales.

Rien du côté des oreilles.

Nez avec une ensellure énorme.

Absence à peu près complète des cornets, surtout de l'inférieur dont il ne reste qu'un petit bourrelet antéro-postérieur. Pas d'ulcérations. On voit très facilement le voile du palais.

Traitement. — Du 7 au 12 janvier 1881, irrigations deux fois par jour ; à cette époque elle met un tampon d'ouate dans la narine droite, aussitôt elle mouche liquide. Nous l'avons revue le 21, le bon état continuait.

Obs. III. — Eugénie D..., 21 ans, couturière.

Pas d'antécédents héréditaires ni scrofuleux.

A l'âge de 9 ans sa mère s'aperçoit qu'elle mouche de grosses croûtes verdâtres et qu'en même temps elle sent mauvais du nez. A ce point qu'il était impossible de rester près d'elle et quelquefois dans la chambre où elle se trouvait.

L'enfant avait fréquemment mal à la tête, le nez était gonflé, sensible, tout à fait bouché et la respiration ne se faisait que par la bouche.

Avril 1880. Le nez est large, le cornet inférieur n'existe pas, le cornet moyen est petit ; on voit l'orifice pharyngien de la trompe. Le côté gauche du nez est beaucoup plus large que l'autre ; on suit très bien de ce côté le méat moyen, ce qu'on ne peut pas faire à droite quoique le cornet moyen soit très petit. La muqueuse est très rouge. Pas d'ulcérations. Rien aux oreilles.

Traitement. — La malade a essayé une infinité de médicaments, tels que injections d'eau blanche, d'eau salée, etc.

Irrigations avec le chlorate de potasse. Fin avril 1880;

on met un tampon. Nous avons revu la malade en janvier 1881, le résultat est excellent et se maintient le même depuis mai 1880. Il n'y a plus de croûtes, plus d'odeur. La muqueuse est rosée, la malade met très bien son tampon et n'a plus besoin de faire d'irrigations que toutes les cinq ou six semaines.

Obs. IV. — Marie V..., 19 ans, couturière. Pas d'antécédents scrofuleux. Une de ses sœurs, qu'elle n'a pas vue depuis longtemps, moucherait des croûtes.

Dès son enfance elle mouchait des croûtes jaune verdâtre et elle avait de la peine à respirer (pas de maux de tête ni de nausées).

Sa patronne s'est aperçue qu'elle sentait mauvais et l'a forcée à se faire soigner.

Des deux côtés absence complète du cornet inférieur, le cornet moyen est normal, la muqueuse est rouge mais non ulcérée, le côté droit est plein de mucosités et en faisant une irrigation, nous faisons sortir une masse de mucosités au milieu desquelles se trouve une anfractuosité profonde en forme de cupule recouverte de mucus desséché et un peu sanglant. On voit les mouvements de l'orifice pharyngiens de la trompe.

Rien aux oreilles.

Traitement. — Irrigation deux fois par jour, puis tampon que la malade met parfaitement bien elle-même, elle mouche liquide; plus de croûtes, plus d'odeur.

Nous suivons la malade depuis le 14 janvier 1881 et son état est excellent. A l'examen à l'aide du spéculum de Duplay on trouve les cornets inférieurs complètement ahsents, tandis que le cornet moyen a sa forme et son aspect normaux au point de vue de son squelette et de sa muqueuse qui est saine et n'a pas trace d'inflammation. On croirait voir un nez normal dont on aurait enlevé chirurgicalement le cornet inférieur.

Obs. V. — Auguste L..., 16 ans, mécanicien, pas d'antécédents héréditaires ni scrofuleux.

Sa mère s'est aperçue il y a quelques années de l'odeur fétide qu'il répand autour de lui. Ses camarades ne veulent plus travailler à côté de lui, et c'est un ouvrier de la maison dans laquelle il travaille qui l'amène.

Ce jeune homme mouche difficilement et rarement de grosses croûtes verdâtres, quelquefois sanguinolentes. Presque tous les matins il est obligé de renifler de l'eau afin de pouvoir détacher les croûtes qui lui remplissent le nez et l'empêchent de respirer. Il dort la bouche ouverte, il crache souvent des mucosités qui lui tombent dans la bouche.

Pas de maux de tête, pas de nausées.

La forme du nez n'a rien de spécial ; à droite, pas de cornet inférieur ; à gauche, cornet inférieur rudimentaire. Les cornets moyens sont petits. La muqueuse est rouge, sécrétante, mais pas d'ulcérations. A droite on voit l'orifice pharyngien de la trompe.

Traitement. — Irrigation et tampon. Guérison.

Obs. VI. — *Ozène unilatéral.* — G..., 26 ans, mouleur,

pas d'antécédents héréditaires, pas de scrofule ni de syphilis (1).

Etant enfant avait toujours mouché des croûtes, vers 14 ou 15 ans, ne mouchait que tous les 8 ou 10 jours. Vers 17 ou 18 ans, difficulté plus grande pour se moucher, ce n'était que tous les 10 ou 15 jours qu'il parvenait à détacher des croûtes énormes, verdâtres, infectes.

Douleurs de tête très vives et incessantes. Au lever sentiment de sécheresse dans le nez et la gorge, impossibilité de se moucher. C'est surtout le côté droit qui s'emplit de croûtes; par l'autre narine il sort aussi des croûtes, mais elles sont beaucoup plus rares et plus petites.

La fosse nasale droite est saine, mais à gauche il n'y a pas de cornet inférieur; le coruet moyen est normal et on voit le voile du palais. A droite, il y a hypertrophie du cornet inférieur. Oreilles saines.

Traitement. Nous prescrivons au malade des irrigations, mais il ne veut qu'un traitement qui le débarrasse absolument et ne revient pas.

Obs. VII. — C..., 20 ans, employé de commerce, pas d'antécédents héréditaires ni scrofuleux.

Vers l'âge de 8 à 10 ans ses parents se sont aperçus qu'il sentait très mauvais, il ne mouchait pas, il avait des maux de tête, le matin il ne pouvait pas respirer tant qu'il n'avait pas réussi à expulser des mucosités jaunes

---

(1) Chez tous les malades que nous avons observés, nous avons cherché la syphilis et nous ne donnons dans nos observations que ceux qui en étaient indemnes.

verdâtre accompagnées de croûtes et ayant une odeur infecte ; le plus souvent il ne pouvait arriver à ce résultat qu'après avoir reniflé de l'eau tiède pendant très longtemps.

L'examen montre que les fosses nasales sont très larges, le cornet inférieur a absolument disparu des deux côtés, les cornets moyens sont normaux et l'on voit facilement des deux côtés le voile du palais. La muqueuse est très rouge. Les oreilles sont saines.

Traitement. — Irrigation, puis tampon. Le malade mouche liquide et l'odeur a disparu.

Obs. VIII. — Lucie Magodon, fleuriste, salle Sainte-Foy, n° 10. (Service de M. Lailler.)

Pas d'antécédents scrofuleux. Dit que la mère sentait comme elle.

Elle avait 10 ans quand ses parents se sont aperçus qu'elle sentait mauvais du nez, mais elle mouchait déjà des croutes. Si elle restait plusieurs jours sans aspirer de l'eau afin de pouvoir expulser les croûtes et les mucosités qu'elle avait dans le nez, elle avait des maux de tête, de la difficulté à avaler, des nausées.

A droite le cornet inférieur a disparu, le cornet moyen est gros, rouge, granuleux, sans hyppertrophie muqueuse (le stylet rencontre l'os). A gauche le cornet inférieur est à peine sensible, le cornet moyen est petit, mais normal, la cloison vient au contact de ce cornet. Des deux côtés on voit les mouvements de l'orifice pharyngien.

Oreilles saines.

Traitement, — Irrigations, la malade est en observation.

Nous aurions pu augmenter facilement le nombre de nos observations. Le Dr Calmettes en tenait une dizaine à notre disposition, le Dr Catrin nous en avait remis quatre concernant seulement des hommes. Mais toutes ces observations sont tellement identiques que nous préférons les mentionner seulement pour éviter des redites.

A. Parent, imprimeur de la Faculté de Médecine, rue M.-le-Prince, 31.

www.ingramcontent.com/pod-product-compliance
Ingram Content Group UK Ltd.
Pitfield, Milton Keynes, MK11 3LW, UK
UKHW021716130726
13696UKWH00004B/1863